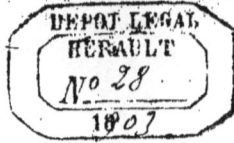

Dr Ivan NICOLIEFF

Contribution à l'Etude

DES

Fractures

de l'Astragale

MONTPELLIER

G. FIRMIN, MONTANE ET SICARDI

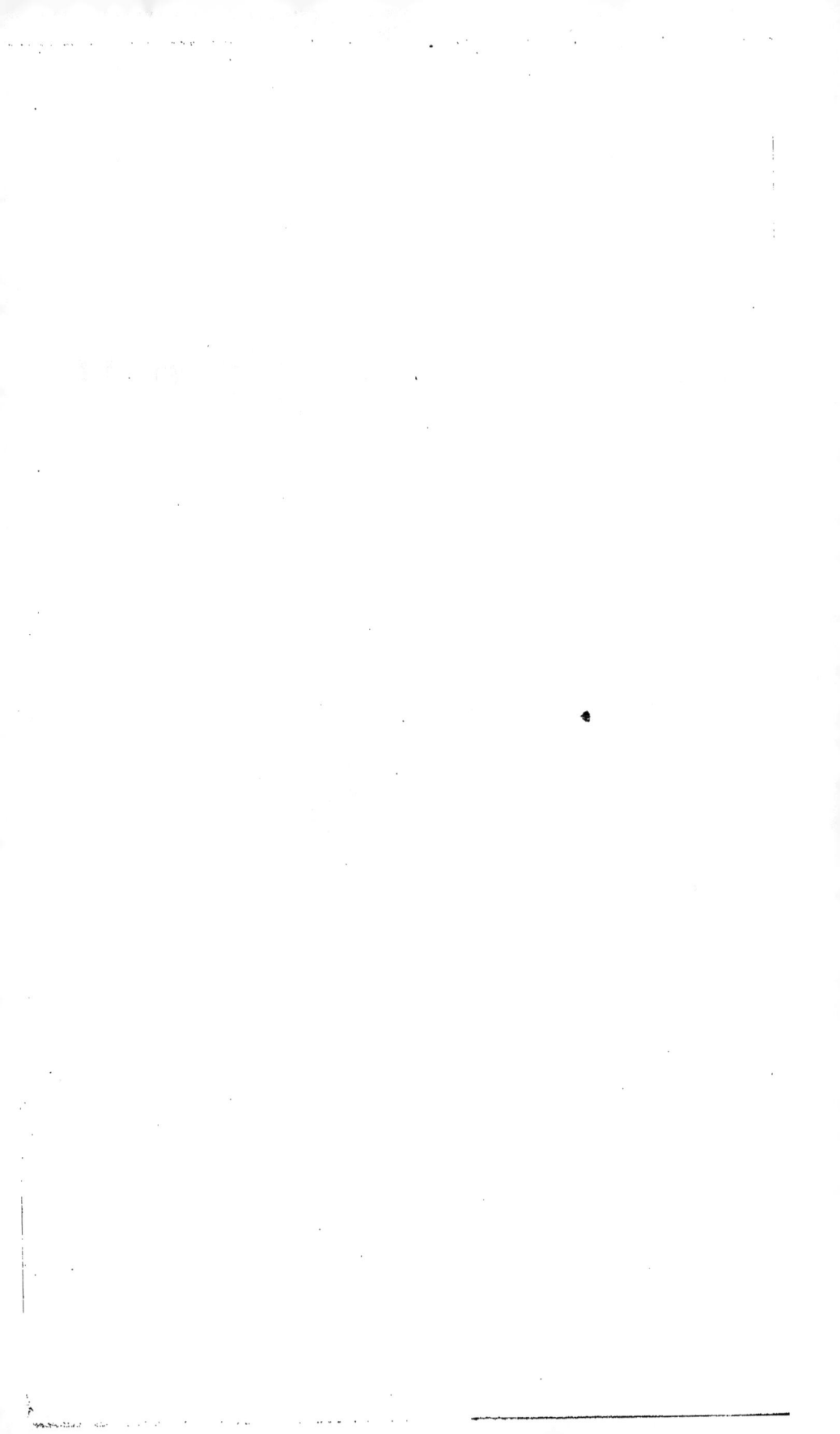

CONTRIBUTION A L'ÉTUDE

DES

FRACTURES DE L'ASTRAGALE

PAR

Ivan NICOLIEFF

DOCTEUR EN MÉDECINE

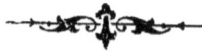

MONTPELLIER

IMPRIMERIE GUSTAVE FIRMIN, MONTANE ET SICARDI

Rue Ferdinand-Fabre et Quai du Verdanson

—

1903

PERSONNEL DE LA FACULTÉ

MM. MAIRET (✳) . . . . DOYEN
FORGUE . . . . ASSESSEUR

Professeurs

Clinique médicale	MM. GRASSET (✳).
Clinique chirurgicale.	TEDENAT.
Clinique obstétric. et gynécol	GRYNFELTT.
— — ch. du cours, M. PUECH .	
Thérapeutique et matière médicale. . . .	HAMELIN (✳)
Clinique médicale	CARRIEU.
Clinique des maladies mentales et nerv.	MAIRET (✳).
Physique médicale.	IMBERT
Botanique et hist. nat. méd.	GRANEL.
Clinique chirurgicale.	FORGUE.
Clinique ophtalmologique.	TRUC.
Chimie médicale et Pharmacie	VILLE.
Physiologie.	HEDON.
Histologie	VIALLETON.
Pathologie interne.	DUCAMP.
Anatomie.	GILIS.
Opérations et appareils	ESTOR.
Microbiologie	RODET.
Médecine légale et toxicologie	SARDA.
Clinique des maladies des enfants	BAUMEL.
Anatomie pathologique.	BOSC
Hygiène.	BERTIN-SANS.

Doyen honoraire : M. VIALLETON.
Professeurs honoraires :
MM. JAUMES, PAULET (O. ✳, E. BERTIN-SANS (✳)

Chargés de Cours complémentaires

Accouchements.	MM. PUECH, agrégé.
Clinique ann. des mal. syphil. et cutanées	BROUSSE, agrégé.
Clinique annexe des mal. des vieillards. .	VIRES, agrégé.
Pathologie externe	IMBERT L., agrégé.
Pathologie générale	RAYMOND, agrégé.

Agrégés en exercice

MM. BROUSSE	MM. VALLOIS	MM. IMBERT
RAUZIER	MOURET	VEDEL
MOITESSIER	GALAVIELLE	JEANBRAU
DE ROUVILLE	RAYMOND	POUJOL
PUECH	VIRES	

M. H. GOT, *secrétaire.*

Examinateurs de la Thèse

MM. FORGUE, *président.*	MM. DE ROUVILLE, *agrégé.*
ESTOR, *professeur.*	IMBERT (L.), *agrégé.*

A MES PARENTS

I. NICOLIEFF.

CONTRIBUTION A L'ÉTUDE

DES

FRACTURES DE L'ASTRAGALE

HISTORIQUE

Les fractures de l'astragale ont été diagnostiquées, pour la première fois, sur le vivant par Rognetta. Les deux cas rapportés par lui dans les *Archives générales de Médecine* (1833, série 2ᵉ, t. III, p. 498, et 1843, série 2ᵉ, t. IV, p. 113) n'ont été compliqués ni de luxation des fragments, ni de plaie cutanée. Le diagnostic a été facilité par le signe de « la sensation de sac de noix ».

Jusqu'en 1858, un silence à peu près complet règne dans la science au sujet de ces fractures; nous disons à peu près complet, parce que les descriptions que nous trouvons dans les traités de Malgaigne (*Traité des fractures et des luxations*, p. 326, 1847), de Jamain (*Manuel de pathologie et de clinique chirurgicale*, 1859, p. 253) et de Nélaton, sont très succinctes et incomplètes.

Le premier travail vraiment scientifique sur la question a été fait par Monohan (thèse de Buffalo, 1858).

M. Barral, dans sa thèse inaugurale (thèse de Montpellier, 1868) sur les luxations de l'astragale, consacre une partie de ce travail aux fractures de cet os.

Puis nous trouvons les travaux de MM. Labbé (*Dict. encyc. des scien. méd.*, t. VII, 1867) et Delorme (*Dict. de Jaccoud*, t. XXVII, pp. 617 et 888, 1879).

Plus près de nous, M. Daniel Mollière a publié, dans le *Lyon médical* (oct. 1880), un travail dans lequel il s'efforce de mettre au point la symptomatologie de ces fractures ; d'un autre côté Dupeyron (thèse de Paris, 1880) s'occupe du mécanisme qui préside à la production de ces solutions de continuité de l'astragale.

En 1882, Shepherd présente à la Montreal medico-chirurgical Society, un spécimen d'éclatement de l'apophyse postéro-externe de l'astragale.

Cette fracture a donné lieu à de nombreuses discussions. Parmi les auteurs qui s'en sont le plus occupés après Shepherd, nous citerons M. Jaboulay (*Lyon médical*, décembre 1889, et *Gaz. hebd. de méd. et de chir.*, 1891), et Albrech, de Bruxelles (communication au Congrès des chirurgiens allemands de 1885). Voir *Semaine médicale*, p. 182, même année.

La monographie de Rochet (*Revue d'orthopédie*, 1890) sur les luxations doubles de l'astragale, nous donne quelques notions sur le mécanisme des fractures de cet os.

Il faut citer la remarquable thèse de Ballenghien sur les fractures des os du tarse postérieur (thèse Paris, 1890), de même que l'article de Gaüpp (*Beïtrage zur Klin. chir.*, 1894), qui fait surtout une étude clinique des solutions de continuité du chef de la voûte du pied. Finotti (*Deutch. Zeisscher für chir.*, 1894) et M. Desfosses (*Arch. gén. de méd.*, 1894, t. I) apportent quelques observations nouvelles.

La découverte des rayons X ouvre une ère nouvelle à l'étude des fractures de l'astragale ; avec ce moyen d'exploration, on est arrivé (Destoty, *Echo médical de Lyon*, 1897) à conclure que ces fractures sont beaucoup plus fréquentes qu'on ne le pensait, et non sans raison d'ailleurs, puisque, avec des symptômes aussi incertains que ceux qui les accompagnent, beaucoup de ces fractures sont passées inaperçues, même pour des maîtres autorisés : ainsi s'explique le mot d'Hamilton : « Je n'ai jamais rencontré de fracture simple d'un os du tarse ».

Nous ne saurions trop recommander, avec les auteurs récents qui se sont occupés de la question [Destot, Bergeret (thèse Lyon, 1898), Menissez (thèse Paris, 1898)], qu'en présence d'une entorse grave du cou-de-pied, l'examen aux rayons X est indispensable pour poser un bon diagnostic.

CONSIDÉRATIONS ANATOMIQUES

Il nous est indispensable, pour l'intelligence du chapitre suivant, dans lequel nous nous efforcerons de démontrer que la grande majorité des fractures de l'astragale se fait par arrachement, de nous occuper très brièvement d'ailleurs : 1° des agents qui produisent ces arrachements, c'est-à-dire les ligaments et leurs points d'insertion ; 2° les mouvements qui se passent dans les articulations tibio-tarsienne et astragalo calcanéenne ; et 3° la tension de ces mêmes ligaments pour chaque mouvement articulaire.

1° LIGAMENTS ET LEURS INSERTIONS. — Du côté interne de l'astragale nous trouvons le ligament latéral interne de l'articulation du cou-de-pied, qui est constitué par deux couches se superposant, l'une superficielle, l'autre profonde.

La couche superficielle est désignée encore sous le nom de ligament deltoïdien. En haut, ce ligament s'insère sur le rebord inférieur de la malléole interne et surtout dans la fossette rugueuse qui se trouve à la partie moyenne de ce rebord. En bas, ses fibres vont en divergeant et se divisent en trois faisceaux, un antérieur, qui va se fixer sur le côté interne du col de l'astragale et sur le scaphoïde, c'est le ligament *tibio-astragalien antérieur* ; un moyen qui se fixe sur la petite apophyse du calcanéum, c'est le ligament tibio-calcanéen ; et un postérieur qui va s'attacher au tubercule interne de la gouttière du fléchisseur propre du gros orteil, et qui, avec la couche profonde, constitue le ligament *tibio-astragalien postérieur*.

La couche profonde est représentée par un faisceau fibreux, court, dense et très résistant qui prend ses attaches supérieures sur le sommet de la malléole interne, et de là se porte en bas et en dedans pour aller se fixer sur cette partie rugueuse de la face interne de l'astragale qui se trouve en dessous de la virgule.

Du côté externe de l'os clef de voûte du pied, nous nous trouvons en présence des ligaments : *a péronéo-astragalien antérieur*, qui s'insère d'une part au bord antérieur de la malléole externe, d'autre part sur cette partie de la face externe de l'astragale qui se trouve en avant de la facette articulaire ; *b* péronéo-calcanéen qui s'attache en haut au sommet malléolaire, en bas sur le calcanéum à 15 mm. au-dessus et en arrière du tubercule externe de cet os ; *c péronéo-astragalien postérieur*, qui prend attache en haut au bord postérieur de la malléole, suit une direction à peu près horizontale et aboutit au tubercule postéro-externe de l'astragale ; *d* calcanéo-astragalien externe, qui suit à peu près la même direction que le ligament péronéo-calcanéen, qui est plus en arrière que ce dernier, et s'attache aux faces externes de l'astragale et du calcanéum.

A la face postérieure se trouve le petit ligament calcanéo-astragalien postérieur qui du tubercule postéro-externe de l'astragale vient se jeter sur la partie correspondante du calcanéum.

La face inférieure de l'astragale donne attache au très puissant ligament en haie, qui est logé dans le sinus du

tarse et qui, d'autre part, se fixe à la rainure du calcanéum ; aux capsules fibreuses des deux articulations
astragalo-calcanéennes.

2° MOUVEMENTS DES ARTICULATIONS TIBIO-TARSIENNE ET
ASTRAGALO-CALCANÉENNE. — *Flexion et extension.* —
Dans la flexion du pied sur la jambe, la face dorsale du
pied se rapproche de la face antérieure de la jambe, tandis que dans l'extension elle s'en écarte. L'axe de ces
mouvements est transversal et passe par le centre de la
courbure de la poulie astragalienne.

Adduction et abduction. — L'adduction est un mouvement par lequel la pointe du pied (gros orteil) se porte en
dedans et se rapproche de la ligne médiane; dans l'abduction elle s'en écarte. Ces mouvements s'exécutent autour
d'un axe vertical, passant par la facette latérale externe
de l'astragale.

Rotation. — La rotation du pied sur la jambe se fait
suivant un axe antéro-postérieur. Quand le bord interne
du pied s'élève et que la face plantaire regarde en dedans,
on dit qu'il y a rotation interne ; il y a rotation en dehors
quand le bord externe du pied s'élève et que la face plantaire regarde en dehors.

3° TENSION DES LIGAMENTS DANS LES DIFFÉRENTS MOUVE-
MENTS QUI SE PASSENT DANS LE COU-DE-PIED. — *Abduction,
rotation externe.* — Dans les mouvements d'abduction et
de rotation du pied en dehors, les ligaments tibio-astragalien et tibio-calcanéen se tendent et limitent ces mouvements. Dans les mouvements forcés la malléole interne
s'arrache (exp. de Tillaux).

Adduction, rotation interne. — Ces mouvements sont limités par la tension des ligaments péronéo-astragalien et péronéo-calcanéen. Les mouvements forcés ont pour résultat l'arrachement de la malléole externe (exp. de Tillaux).

Extension. — L'extension du pied sur la jambe fait tendre les ligaments tibio-astragalien antérieur et péronéo-astragalien antérieur et détend les tibio-astragalien postérieur et péronéo-astragalien postérieur. Les premiers étant faibles se laissent facilement déchirer et, par suite, ne peuvent pas empêcher la luxation double de l'astragale de se produire, l'os étant poussé en avant par la mortaise tibio-péronière (exp. de Rochet).

Flexion. — Dans la flexion du pied sur la jambe, le ligament *tibio-astragalien postérieur* (couche superficielle et profonde) se tend, le tibio-astragalien antérieur se détend ; du côté externe le *péronéo-astragalien postérieur* se tend, mais moins fortement ; pour bien tendre ce ligament, il faut combiner la flexion du pied à la torsion en dehors, comme l'a si bien fait remarquer Ballenghien, le péronéo-astragalien antérieur se détend.

La tension de ces ligaments, surtout du *tibio-astragalien postérieur*, a pour effet de soulever la partie postérieure de l'astragale et tend par suite à produire le *diastasis calcanéo-astragalien postérieur*. L'extrémité antérieure s'abaisse. Ce mouvement de bascule de l'astragale a pour pivot le ligament en haie.

L'abaissement de l'extrémité antérieure de l'astragale est peu marqué et limité par l'os scaphoïde, par le fort ligament glenoïdien, et en dedans par le tendon du jambier postérieur, qui s'opposent à cet abaissement et l'empêchent de se produire.

Le mouvement d'élévation de la partie postérieure de l'astragale est limité, de son côté, par les ligaments calcanéo-astragaliens postérieurs qui sont au nombre de deux, l'un en avant, l'autre en arrière de l'articulation calcanéo-astragalienne postérieure ; en dehors, par le ligament astragalo-calcanéen externe et en dedans par un ligament que M. Ombrédanne décrit de la manière suivante :

« C'est une lame fibreuse très dense, très épaisse, à fibres horizontales, longue de un centimètre, haute de 2 centimètres, insérée sur la face interne du calcaneum, jusque sous la petite apophyse à plat, au fond de la gouttière osseuse que forme cette face, et dont le bord supérieur s'arrête à peu près au niveau de la face supérieure de l'os. Cette très forte lame, placée de champ par conséquent, se bifurque ; un des feuillets va se fixer au tubercule postérieur et externe de l'astragale, l'autre va se fixer au tubercule postérieur et interne. Le sinus résultant de la bifurcation de ce véritable ligament en Y, loge le tendon long fléchisseur propre du gros orteil, et constitue sa gouttière ; cette forte lame bifurquée et fixée respectivement aux deux tubercules postérieurs de l'astragale, c'est la demi-gaine fibreuse qui complète, avec la demi-gaine osseuse fournie par l'astragale, le tunnel ostéo-fibreux du tendon précité.

Ce n'est pas ainsi que ce ligament est décrit par les classiques. Ils appellent ligament calcanéo-astragalien interne des fibres de sa lame externe, et gaine propre du long fléchisseur la portion externe de la lame. Cette division est tout artificielle, comme nos expériences le montreront.

Le ligament calcanéen externe est beaucoup plus faible que la gaine du fléchisseur propre. Sur le même sujet, en mesurant au dynamomètre la force de traction nécessaire pour les rompre, nous avons trouvé 22 kilogrammes pour le ligament externe et 55 kilogrammes pour la gaine. Ces chiffres n'ont aucune valeur absolue, mais indiquent suffisamment la solidité relative des deux ligaments l'un par rapport à l'autre. »

Dans les mouvements forcés de flexion, l'astragale se fracture (Expériences d'Ombrédanne, Rochet, Kummer).

ÉTIOLOGIE ET MÉCANISME

ÉTIOLOGIE. — Les fractures de l'astragale se rencontrent plus souvent chez les hommes que chez les femmes. Les dangers inhérents à certaines professions, telles que celles de couvreurs, plombiers, charpentiers, maçons, peintres en bâtiments, hommes de peine, soldats, etc., créent une prédisposition facile à comprendre. Les individus jeunes, de 20 à 30 ans, sont plus souvent atteints de ces fractures que les individus plus âgés ; mais, d'après certains auteurs (Polaillon) la vieillesse y prédisposerait, à cause de l'état graisseux de l'os à cet âge de la vie.

On a invoqué comme autre cause prédisposante, la friabilité particulière de l'astragale due à une altération pathologique, mais ces altérations n'ont jamais été constatées à l'autopsie. Enfin, pour certains auteurs, chez les débilités la fréquence des fractures de l'astragale serait plus grande.

Comme causes déterminantes on a invoqué les chutes des lieux élevés, le choc d'un corps pesant, le passage d'une roue de voiture, les projectiles de guerre et tout récemment la flexion forcée du pied sur la jambe.

Ballenghien en totalisant les statistiques de Norris et Polaillon trouve sur un total de 3.719 fractures des divers os du corps une seule fracture de l'astragale, mais depuis l'application des rayons X, comme moyen d'exploration clinique, beaucoup d'entorses graves du cou-de-pied ont été reconnues être des fractures de l'astragale.

Les auteurs qui ont étudié naguère cette question sont tous d'accord pour reconnaître que ces fractures ne sont pas aussi rares qu'on le pensait avant la découverte de Rœntgen (le docteur Destot a pu réunir 30 cas en 14 mois).

MÉCANISME. — Trois mécanismes peuvent présider à la production des fractures de l'astragale : a) l'*écrasement direct*; b) l'*écrasement indirect* et c) l'*arrachement*, le pied se trouvant en flexion sur la jambe.

a) Les fractures de l'astragale par *écrasement direct* sont excessivement rares. Ombrédanne, sur 112 observations examinées à ce sujet, a trouvé seulement deux cas indiscutables. Dans le cas de Poinsot, c'est un *projectile de guerre* qui a brisé l'os et dans celui de Chaput, c'est une *roue de voiture* passant sur le dos du pied qui a pu écraser l'astragale. Cette rareté s'explique facilement en prenant en considération la situation de cet os et la protection de ses faces : externe et interne, par les deux malléolles respectivement, supérieure par le tibia, inférieure par le calcanéum.

b) On mentionne, dans presque toutes les observations de fractures de l'astragale, une chute sur les pieds d'un lieu élevé — exception pour les 2 cas rapportés plus haut et pour les 7 cas rassemblés par Rieffel (Hewet, Henning, Stammore, Guérin, Kuerster, Buesch, Dumreicher), dans lesquels les fractures se sont produites à la suite de chutes de hauteurs négligeables — et tous les auteurs classiques, après Dupeyron et Ballenghien, regardent ces fractures comme ne pouvant se produire que par « un seul mécanisme, l'écrasement (indirect) ».

Voici comment Ballenghien s'exprime à ce sujet :

« Il est assez facile de comprendre pourquoi les fractures de l'astragale se rencontrent à peu près exclusivement à la suite des chutes de lieux élevés. En effet, pour que la lésion se produise, il est indispensable de supposer deux forces agissant en sens inverse et tendant à rapprocher deux forces opposées. Or, les faces antérieure et postérieure ne sont pas accessibles ; les faces latérales sont protégées par les malléoles tibiale et péronière bien moins résistantes que l'os qu'elles enchâssent ; restent les faces supérieure et inférieure. Ce sont elles qui supportent normalement le poids du corps, elles qui doivent aussi supporter le choc quand un sujet tombe sur les pieds d'une certaine hauteur.

» Dans les accidents de ce genre, le tibia transmet la puissance (poids du corps, multiplié par la vitesse acquise), le calcanéum constitue en bas la résistance. Il est vrai que l'os du talon dont la texture est moins dense, cède le plus souvent, mais on cite des cas incontestables de fracture isolée de l'astragale. On n'expliquerait rien en disant que l'astragale brisé subit des altérations préalables ; dans les autopsies où il s'est montré seul fracturé, on ne l'a point trouvé malade. »

Mais est-ce que le fait de tomber sur les pieds d'un lieu élevé entraîne la conclusion d'écrasement de l'astragale ? Certainement non. D'ailleurs, Malgaigne avait déjà remarqué que dans les écrasements généraux des os du tarse, l'astragale demeurait presque toujours intact. Et comment répondre à la grosse objection que le calcanéum étant directement exposé et plus friable que l'astragale, c'est ce dernier qui se fracture, dans certains cas, de préférence au calcanéum ?

Pour Dupeyron, ce sont les chaussures à hauts talons, faisant reposer le pied sur un plan incliné (extension passive), qui prédisposeraient l'astragale à se casser. Le calcanéum reposant à plat sur le talon de la bottine résisterait immédiatement à la force de projection, sans lui donner le temps de s'épuiser à vaincre la résistance de la voûte plantaire. Aussitôt après, la semelle viendrait toucher le sol ; alors seulement le pied se placerait en extension, ce qui pourrait donner lieu aux luxations consécutives, fragmentaires ou autres.

Il est très bien démontré aujourd'hui (exp. Rochet) que l'extension du pied sur la jambe prédispose aux luxations de l'astragale et non, comme le veut Dupeyron, aux fractures de cet os.

Ballenghtien, de son côté, nous dit : « Peut-être découvrirait-on une explication satisfaisante si l'on considérait l'endroit même où les pieds ont porté dans la chute. Supposons, en effet que le sujet tombe sur un sol dallé ; l'expérience montre que le calcanéum est généralement écrasé et toujours, au moins dans les conditions particulières où nous nous sommes placé, à l'exclusion de l'astragale. Pourquoi cette particularité ? Le sol dallé n'est guère dépressible, l'astragale fait corps avec le tibia pour broyer le calcanéum que l'on sait plus friable. Si, au contraire, la chute avait lieu sur de la terre battue, il n'est pas irrationnel de penser que le calcanéum fût en mesure de résister d'avantage ; ce serait lui qui formerait alors le plan résistant, et l'astragale, pris entre deux forces opposées, serait plus facilement fracturé. »

Cet auteur, se basant seulement sur son expérience VII, dans laquelle le cadavre, projeté d'une hauteur de 8 mètres sur de la *terre humide et légèrement remuée*, s'était fracturé les apophyses postérieures de l'astragale, conclue à l'influence du sol sur la production ds fractures de l'astragale en général. Comme on le voit, cette théorie, basée sur une seule expérience, ne peut être admise et généralisée. Pourtant nous la trouvons reproduite dans tous les classiques.

D'autre part, comment expliquerait-on, si l'on admettait que la dureté du sol puisse avoir une influence sur la production des fractures de l'astragale, les cas comme celui rapporté par Delarue dans lequel le sujet, ayant fait une chute, s'est cassé d'un côté le calcanéum et de l'autre l'astragale ?

Donc ni l'explication de Dupeyron, ni celle de Ballenghien ne nous paraissent plausibles.

Ballenghien, pour soutenir avec preuves à l'appui sa théorie de l'écrasement, s'est servi de l'expérimentation. Ses recherches ont porté sur 7 sujets, qu'il précipitait d'une hauteur variable. Sur les 14 astragales, qu'il a examinés, il en a rencontré seulement 5 qui étaient fracturés (Exp. I, pied gauche ; exp. VI, les 2 pieds ; exp. VII, les 2 pieds).

La lésion allait depuis une simple éraillure à la fracture nette de l'apophyse postéro-externe de l'astragale. Mais il faut remarquer que dans ces 5 cas, les pieds du sujet étaient maintenus en *flexion* (exp. 1) ou à *l'angle droit* (exp. VI, VII) sur la jambe. Dans les 3 expériences où les pieds étaient fixés en extension ou laissés ballants, il n'a pas pu rencontrer de fractures.

Nous n'irons pas cependant jusqu'à nier les fractures par écrasement (indirect). Ombrédanne a pu réunir 6 observations indiscutables (obs. de Russel, obs. de Redon, obs. d'Empis, obs. de Finotti et 2 obs. de Bergeret).

Pourtant les fractures comminutives de l'astragale ne sont pas absolument rares. Mais il faut observer que souvent ces broiements sont secondaires à une fracture transversale ; ils sont dus à l'écrasement du fragment postérieur par la pénétration du bord antérieur de la mortaise tibio-péronière dans le trait de fracture ; mais nous avons montré que cette pénétration ne pouvait s'effectuer qu'après rupture du bras de levier postérieur de l'astragale en arrière de son point d'appui ! (Ombrédanne).

c) La théorie *de l'arrachement* a été entrevue par Dubreuil (thèse Paris 1864) : « la fracture a lieu par une sorte d'arrachement; la force de ce ligament (en haie), aidé de la capsule astragalo-scaphoïdienne, me paraît être la cause qui empêche l'astragale d'obéir au mouvement de torsion imprimé à cet os ». Seulement il n'admet l'arrachement que dans la torsion ; comme nous le verons plus bas, la flexion simple du pied sur la jambe peut produire de même des arrachements de l'astragale.

Tout récemment M. Ombrédanne dans son beau travail sur les fractures de l'astragale (*Revue de chirurgie*, août et septembre 1902), a développé dans tous ses détails cette théorie, qui nous paraît la plus vraisemblable. Dans tout ce qui va suivre nous ne ferons que résumer ce travail.

Pour cet auteur, la grande majorité des fractures de l'astragale se fait par *arrachement*, le pied étant en *flexion simple* sur la jambe, ou en *flexion* associée soit à la *rotation externe* ou *interne,* soit à l'*abduction* ou à l'*adduction.*

Nous indiquerons plus bas l'explication qu'il donne pour chaque cas en particulier.

Cette théorie est basée sur: 1° l'expérimentation et 2° sur l'analyse de toutes les observations de fractures de l'astragale.

1° EXPÉRIMENTATION. — Nous analyserons ici les travaux expérimentaux de MM. Ombrédanne, Rochet, Bastian, Kummer et Ballenghien.

Expériences de M. Ombrédanne. — Voici comment cet auteur fixe les conditions de ses expériences : « Nous avons toujours pris des pièces où le squelette était absolument intact, ainsi que l'appareil ligamenteux tibio-tarsien et sous-astragalien. Un certain nombre d'expériences ont été faites avec toutes les parties molles intactes ; d'autres, sur des pièces grossièrement disséquées, mais toujours avec les insertions musculaires et tendineuses au complet et en place.

Quelques expériences sur des articulations disséquées nous ont permis d'étudier les mouvements forcés lentement effectués.

En thèse générale, nous fixions à l'étau soit le squelette jambier, soit l'avant-pied. Le segment non fixé était alors déplacé soit à la main, soit à l'aide d'une barre de fer formant levier et permettant d'agir avec une énergie plus considérable, en variant la brusquerie du déplacement.

M. Ombrédanne a fait 42 expériences, mais nous ne citerons que celles où il a pu reproduire une fracture de l'astragale ; dans les autres, ou c'est un ligament qui s'est cassé, ou c'est une des malléoles qui a été arrachée.

Voici le résultat de ces expériences :

1) *Mouvement de flexion simple.*

Exp. I-II. — Arrachement du tubercule postéro-interne de l'astragale.

Exp. III-IV. — Arrachement des 2 tubercules postérieurs de l'astragale.

Exp. VI. — Arrachement de la joue interne de l'astragale.

Exp. XI. — Arrachement du tubercule postéro-externe
de l'astragale.

Vu l'importance des expériences IX et X nous les citerons en toutes lettres.

Exp. IX. — « Sujet arrivant à l'instant des hôpitaux ;
jambe et pied intacts. Jambe en flexion forte sur le pied;
la plante repose à plat sur le sol, le talon appuie contre
le mur. Coup de maillet solide sur les plateaux tibiaux,
donné dans l'axe de la jambe.

» Fracture du col de l'astragale, oblique en bas et en
arrière ; le trait transversal part à 2 mm. en arrière de
la surface cartilagineuse de la trochlée, et aboutit juste au
bord antérieur de la facette postérieure et inférieure de
l'astragale. Le ligament en haie s'insère tout entier sur
le fragment antérieur, et son insertion est intacte. Les
ligaments péronéo-astragaliens et tibio-astragaliens postérieurs ont leurs insertions intactes sur le fragment
postérieur. »

Exp. X. — « Mêmes conditions d'expérience ; mais, avant
la frappe, un bistouri insinué dans le tunnel sous-astragalien coupe autant que possible la totalité du ligament
en haie.

» Des coups de maillet répétés et énergiques n'arrivent
pas à fracturer le col de l'astragale ; je n'arrive qu'à le
subluxer en arrière ! »

2). — *Mouvements de flexion combinée à la rotation interne du pied autour de son axe vertical, ou à son adduction autour de l'axe antéro-postérieur.*

Exp. XV. — Flexion et rotation interne. Arrachement des deux tubercules postérieurs.

Exp. XVI. — Flexion et rotation interne. Arrachement du tubercule interne.

Exp. XVII. — Flexion et rotation interne. Arrachement des deux tubercules postérieurs.

Exp. XVIII. — Flexion et rotation interne. Arrachement des deux tubercules postérieurs.

Exp. XXII. — Flexion et rotation interne. Arrachement des deux tubercules postérieurs.

Exp. XX. — Flexion et adduction. Arrachement du tubercule interne.

3). — *Mouvements de flexion combinée à l'abduction et à la rotation externe.*

Exp. XXVII. — Flexion, abduction, rotation externe. Arrachement de la joue interne.

Exp. XXVIII. — Flexion, rotation externe, adduction. Arrachement du tubercule interne.

Exp. XXIX. — Flexion, rotation externe. Arrachement du tubercule interne.

Exp. XXX. — Flexion, abduction, rotation externe. Arrachement du tubercule externe.

Exp. XXXIII. — Flexion, abduction. Arrachement des deux tubercules.

Exp. XXXVI. — Flexion, abduction. Arrachement du tubercule interne.

Exp. XXXIX. — Flexion, abduction. Arrachement de la joue interne.

Exp. XL. — Flexion, rotation externe. Arrachement du tubercule externe.

En examinant ces résultats, nous trouvons que M. Ombrédanne a pu reproduire 15 fois la fracture de l'un ou des deux tubercules postérieurs de l'astragale ; deux fois l'arrachement de la joue interne et une fois la fracture du col.

Donc, trois variétés de fractures : 1° *Transversales du col*; 2° *sagittales* (arrachement joue interne); 3° *fractures des tubercules postérieurs*. Il n'a jamais pu reproduire de fracture communicative.

Expériences de M. Rochet. — Les expériences de M. Rochet ont été faites dans le but de reproduire les luxations doubles de l'astragale. Il a très bien réussi à produire ces luxations, quand le pied était en extension sur la jambe, en frappant sur les plateaux tibiaux, mais quand le pied était en flexion sur la jambe, «l'astragale a été trouvé, dans toutes nos expériences, fracturé au niveau de son col, et partagé ainsi en deux moitiés, l'une antérieure, comprenant le col, l'autre postérieure, représentant le corps même de l'os; cette dernière portion est seule luxée, le fragment antérieur reste en place avec ses attaches au scaphoïde ».

Cet auteur, pour expliquer le résultat de ses expériences, fait intervenir le guillotinage du col astragalien par l'arête antérieure de la mortaise tibio-péronière, qui viendrait presser sur ce col. Mais, pour que ce guillotinage puisse se faire, il faut que les ligaments péronéo-astragalien postérieur et tibio-astragalien postérieur se rompent ou qu'ils arrachent les insertions supérieures (les malléoles). Seulement ces ligamants ne se rompent jamais et, comme le fait remarquer Rochet lui-même que « les malléoles sont souvent intactes », il ressort que le guillotinement est impossible.

Expériences de Bastian et Kummer. — De toutes les expériences de Bastian et Kummer nous en retiendrons seulement trois, car les autres se rapportent à l'écrasement de l'astragale isolé ; en effet, ils l'ont écrasé en le serrant dans un étau, ou en le mettant sur un plateau en fer et le frappant directement sur la face supérieure au moyen d'un boulet de fonte, conditions qui ne reproduisent nullement ce qui se passe sur le vivant au moment de la fracture.

Les trois expériences qui nous importent ont consisté à provoquer sur le cadavre des mouvements forcés de flexion du pied, au moyen d'un levier. Comme résultats. ces auteurs ont eu deux fois des arrachements du tubercule postéro-externe de l'astragale et une fois la fracture du col. Il serait bon de remarquer que ces auteurs soutiennent la théorie du guillotinement par le rebord antérieur de la mortaise tibio-péronière.

Ballenghien a pu reproduire 5 fois (sur 14 membres inférieurs) l'arrachement du tubercule postéro-externe de l'astragale ou des deux tubercules postérieurs en projetant des cadavres d'une hauteur variable. Nous remarquerons seulement que ces lésions de l'astragale ont été obtenues, les pieds étant en flexion sur la jambe (exp. I) ou à l'angle droit (exp. VI et VII).

2° Analyse des observations. — M. Ombrédanne a examiné 112 observations de fractures de l'astragale. Mais nombre de ces observations sont inutilisables, soit que le diagnostic de fracture de l'astragale, antérieur à la radiographie, n'ait été vérifié ni par l'intervention, ni par l'autopsie, soit que les radiographies n'aient pas la netteté suffisante, soit que la description en soit trop incomplète pour présenter une utilité quelconque.

Les autres, il les a groupées en 4 classes, pour les rapprocher des résultats expérimentaux :

I. Fractures transversales du col et du corps.

II. Fractures sagittales.

III. Fractures des tubercules astragaliens postérieurs.

IV. Fractures comminutives ou avec tassement osseux.

I. — *Fractures transversales du col et du corps*

Ces fractures ont été obtenues expérimentalement une fois par Bastian, une fois par M. Ombrédanne et dans toutes les expériences de Rochet où le pied se trouvait en flexion sur la jambe. Le trait de fracture a été toujours oblique en bas et en arrière et commençait en haut un peu en arrière du bord antérieur de la poulie. Le fragment antérieur était toujours fixé par le ligament en haie.

M. Ombrédanne a pu réunir 36 observations de ce genre de fractures dont 8 sont peu utiles à cause du manque de détails anatomiques.

Nous publierons une observation de chaque variété des fractures astragaliennes, et nous indiquerons les autres, seulement en mettant le nom des auteurs qui les ont rapportées.

Observation Première

(Rapportée dans la Thèse de M. Bergeret)

X..., 45 ans, habitant Lyon, tomba, au moment de l'Exposition de Lyon (juillet 1894), dans un trou de 3 mètres de profondeur. La chute se fit le pied étant fléchi sur la jambe.

Le malade, examiné, présentait simplement de la tuméfaction et de l'épanchement sanguin, si bien que le médecin appelé diagnostiqua une entorse. Quelques jours après l'accident, un chirurgien déclara qu'on était en présence d'une fracture de la malléole externe et immobilisa le malade. Malgré les massages, les frictions, le traitement thermal à Aix, le malade conserve des douleurs assez vives revenant à l'occasion de certains mouvements, comme dans la flexion du pied sur la jambe : le malade monte difficilement un escalier. Toutefois il n'y a pas impotence absolue du membre.

A l'heure actuelle, on constate que le pied malade paraît plus grand que du côté sain ; il existe une sorte de subluxation du pied en avant, les gouttières rétro-malléolaires sont effacées, la jambe est en colonne. Les deux talons pris dans les mains, sont sensiblement égaux, mais la face supérieure du calcanéum, du côté malade, est occupée par la mortaise tibio-péronière qui est reculée. Les malléoles ne sont pas plus rapprochées du sol du côté malade que du côté sain.

La radiographie montre une fracture du col de l'astragale. La partie antérieure est restée en place, en sorte que l'interligne de Choppart a sa forme normale. Toutefois, il existe une légère saillie du côté de l'articulation scaphoïdo-astragalienne, qui n'est pas sensible au doigt. Tout le corps de l'astragale est refoulé en arrière, si bien que l'ancienne articulation calcanéo-astragalienne postérieure se trouve sur le bord du calcanéum avec lequel l'astragale a contracté une articulation irrégulière de nouvelle formation. Enfin on note un fragment osseux isolé, situé au-devant du plateau tibial. Le calcanéum est intact.

Voici les noms des auteurs qui ont rapporté ces vingt-sept observations :

• Ménissez (II), Dero, Morestin, Kürster, Mollière, Trichsen, Blum et Joubaire (I, II, III), Petit et Maillard, Foucher, Jayavay, Aubrey, Cuenel, Tierry, Roguella, Ledillot, Lymi, Cock, Penanguer, Grenier, deux pièces Musée Dupuytren, A. Guérin, Rondeau, Rumsey, Henning, Desfosses (XX), Foucher (II).

M. Ombrédanne, en rapprochant toutes ces observations trouve que le trait de fracture :

1° Est toujours oblique en bas et en arrière ;

2° Qu'il commence en haut, tantôt sur le col tantôt sur le bord antérieur de la trochlée, tantôt à 12 millim. de ce bord antérieur, en pleine trochlée ;

3° Qu'il se termine toujours au niveau du bord antérieur ou en plein dans la surface articulaire postérieure de la face inférieure de l'astragale.

Il a trouvé aussi que le fragment antérieur est toujours fixé par le ligament en haie.

Mais les fractures transversales du col expérimentales ont les mêmes caractères. Donc on peut conclure, que, « l'astragale ne se brise que dans la flexion du pied sur la jambe, flexion simple ou combinée à la torsion en dedans ou en dehors ».

« Nous ne trouvons pas la notion de flexion du pied dans

toutes les observations ; mais toutes, ou presque toutes, signalent la chute sur les talons. Le blessé a senti d'abord le contact de ses talons avec le sol ; c'est ce dont il se souvient; mais toujours aussi il s'est abattu sur le sol. Or, à ce moment, il a certainement fléchi les genoux, sans quoi, les plateaux tibiaux se seraient brisés, et cette flexion des genoux a entraîné la flexion du pied sur la jambe. Dans nombre d'observations, le fait de la chute en avant est signalée ; quelquefois, cette flexion s'est produite indépendamment de tout choc, et a suffi pour produire la fracture (Kürster, Hewett, Henning, Stammon, Guérin, Bush, Dumreicher, Desfosses). » L'astragale, en thèse générale, ne se brise donc qu'en *flexion*.

Une fois admis que les fractures de l'astragale ne se font qu'en flexion, deux théories peuvent être invoquées pour les expliquer. La première est celle d'*Erichsen*, défendue par Bastian et Kummer. D'après cette théorie, les fractures de l'astragale se feraient par une sorte de *guillotinage* du col astragalien, l'arête antérieure de la mortaise tibio-péronière pressant sur ce col et le brisant. Si cette théorie était vraie, il faudrait d'abord que l'extrémité supérieure du trait de fracture passe toujours en plein col, puisque c'est là où devrait se faire le contact, ce qui n'est pas, comme nous l'avons vu ; et ensuite, que les ligaments malléolo-astragaliens postérieurs soient déchirés ou les malléoles arrachées pour permettre le rapprochement du rebord antérieur de la mortaise avec le col, ce qui n'arrive presque jamais. Donc, nous rejetons la théorie par guillotinage.

L'autre est celle de M. Ombrédanne, à laquelle nous nous rallions. Voici comment son auteur la formule : « *Le levier astragalien se brise entre la puissance et le point fixe, parce que point fixe et résistance sont invincibles.*

» Si nous comparons l'astragale à un levier horizontal, son *point d'appui* est représenté par le ligament en haie, qui fixe l'os très solidement vers son tiers antérieur; quand le pied est en flexion, le bord antérieur de la mortaise tibio-péronière vient au contact du col astragalien, sans pourtant le comprimer; néanmoins, ce contact de la mortaise renforce l'action du ligament en haie et rend le point fixe astragalien immuable; si l'astragale tendait à se soulever, la *pression* du bord de la mortaise s'ajouterait à la traction du ligament en haie. Quand le pied est fléchi, l'astragale est donc immuablement fixé sur le calcanéum et ne peut, tant qu'il n'est pas brisé, se luxer sur lui.

La *résistance* appliquée à l'extrémité antérieure du levier est représentée par le plancher de la loge de la tête astragalienne, c'est-à-dire par la petite apophyse du calcanéum, la facette calcanéenne antérieure, et le ligament glénoïdien solidement inséré au scaphoïde. Cette résistance est énorme, et le bras antérieur du levier est très court.

La *puissance*, appliquée sur le bras postérieur du levier astragalien et le tirant vers le haut, est représentée par les ligaments tibio et péronéo-astragaliens postérieurs qui, lorsque la jambe se fléchit sur le pied, se tendent, et tendent à soulever l'arrière de l'astragale, en l'écartant du calcanéum. Notons d'ailleurs que le ligament tibio-astragalien postérieur étant beaucoup plus solide que le péronéo-astragalien postérieur, le premier a une action prépondérante. La jambe se fléchissant sur le pied, les ligaments malléolo-astragaliens postérieurs se tendent donc et limitent le mouvement.

Si le mouvement s'exagère, il faut que ces ligaments se rompent ou que leurs insertions s'arrachent; ils résistent, en général, et ce sont les malléoles qui cèdent.

Mais si les malléoles ne cèdent pas, l'astragale va céder :
ce levier va se briser entre le point d'application de la
puissance (facettes astragaliennes des ligaments malléolo-
astragaliens postérieurs) et le point d'appui (ligament en
haie par en bas, contact du col et de la mortaise par en
haut).

Cette rupture aura toujours pour siège le bras postérieur du levier astragalien, parce qu'il est de beaucoup
plus long que l'antérieur sans être beaucoup plus solide.
Dès lors, ce qui caractérisera la rupture dite du col de
l'astragale, ce ne sera pas tant d'intéresser le col que
d'être située entre le ligament en haie en avant, l'insertion des tibio et péronéo-astragaliens postérieurs en arrière. Une fracture verticale frontale du corps astragalien pourrait donc se produire par le même mécanisme ;
nous en avons vu des observations.

Le plus souvent, la fracture se fait au point le plus
faible, à l'union du col et du corps, mais toujours en
arrière du ligament en haie.

La flexion peut alors s'accentuer dans l'articulation
tibio-tarsienne, puisque le fragment astragalien postérieur est devenu mobile, supprimant ainsi l'action des
ligaments qui s'y attachent. La flexion s'accentuant, le
bord antérieur de la mortaise tibio-péronière peut péné-
trer dans le trait de fracture, l'ouvrir, l'écarter, faire au
besoin basculer le fragment postérieur de l'astragale en
abaissant sa surface fracturée, tandis que les malléoles
élèvent la partie postérieure de ce fragment en l'entraî-
nant avec elles, nous trouverons de nombreux exemples
de ce mouvement de bascule.

Pour expliquer les fractures dites *verticales du col* et
transversales du col et du corps, le même mécanisme nous
servira. Imaginons seulement que le trait de fracture au

lieu d'avoir une direction oblique en bas et en arrière, comme dans le cas précédent, soit vertical ou horizontal, nous aurons ces fractures, puisque le caractère principal reste toujours le même, le ligament en haie fixe dans tous les cas le fragment antérieur.

II. — *Fractures sagittales du corps*

Ces fractures ont été reproduites expérimentalement par M. Ombrédanne (exp. VI, XXVII, XXXIX) en associant au mouvement de flexion du pied sur la jambe la torsion, soit en dedans, soit en dehors.

Le mécanisme de ces fractures est très facile à saisir ; en effet, quant à la flexion on associe la torsion et surtout la torsion en dehors, le très puissant ligament tibio-astragalien postérieur se tend fortement et arrache son point d'attache (la joue interne de l'astragale). On a toujours trouvé le ligament tibio-astragalien postérieur attaché au fragment interne.

M. Ombrédanne a réuni 7 observations de fractures sagittales de l'astragale (Brossard, Lallement, Dellarue, Desfosses, Humphry, Ballengtien, Bonnel). Nous en rapporterons une observation inédite.

Observation II

(Inédite)

Due à la bienveillance de M. le Professeur-agrégé Galavielle.

C... Frédéric, âgé de 28 ans, régisseur, était monté, le 20 décembre 1901, sur une jardinière. Arrivé auprès du bois de la Moure, la voiture dut franchir une branche qui barrait la route et l'individu qui la montait fut renversé à terre. Il tomba d'abord sur le pied droit incliné en varus, mais ce dernier n'ayant pu le supporter à cause de la violence du choc, il s'assit sur le sol. Au moment de la chute, il n'éprouva pas de douleur, mais il ne put se relever. L'individu qui lui porta secours, tira fortement sur le pied et le lui remit en place. Pendant qu'on lui faisait cette opération, le malade entendit un bruit de craquement. Ayant alors essayé de se relever, il ne put se tenir sur sa jambe à cause d'une vive douleur au niveau de la cheville.

Dès qu'il ne portait plus sur sa jambe, la douleur disparaissait, mais dès qu'on provoquait des mouvements de la région malade, la douleur augmentait. En même temps, le cou-de-pied ne tardait pas à s'enfler, et ce gonflement augmentait durant 24 heures.

Le lendemain de l'accident, en examinant le malade, on constate les symptômes d'un épanchement sanguin très abondant et extra-articulaire au niveau de la région tibio-tarsienne, qui se traduit par deux grandes ecchymoses, s'étendant de l'articulation tibio-tarsienne jusqu'à la jonction du tiers inférieur avec les deux tiers supérieurs de la jambe droite. Le pied est très fortement enflé, il semble un peu projeté en avant, il est quelque peu aplati au niveau du talon et les sillons qui encadrent le tendon d'Achille sont moins marqués qu'à l'état normal. Il est toutefois un peu incliné en varus. Le malade peut produire quelques mouvements de flexion du pied, mais les mouvements latéraux sont impossibles ; durant ces mouvements, on ne perçoit pas de crépitation. Au repos, quand on exerce une pression au niveau de l'articulation tibio-tarsienne, qu'elle porte au niveau de la partie inférieure du péroné ou sur la face dorsale ou plantaire du pied, il n'éprouve pas de douleur ; celle-ci ne se produit que par le mouvement. Au contraire, le tiers inférieur de la jambe, où siègent les ecchymoses, est douloureux. On met sur la région malade des compresses d'eau blanche, et on lui fait quelques séances de massage.

Le 26 décembre, M. le professeur Forgue, appelé en consultation, soupçonne une fracture de l'astragale. Il conseille de faire une radiographie de la partie malade. L'œdème avait un peu diminué, pas de douleurs au niveau du pourtour de l'articulation tibio-tarsienne, les ecchymoses persistent. Le malade ne peut pas encore se tenir sur la jambe, mais il peut toutefois appuyer le pied sur le sol. On continue le massage et on fait de la compression au niveau de la région œdématiée.

Le 31 décembre, l'œdème de la région malléolaire diminue de plus en plus, les mouvements deviennent plus faciles, la douleur tend à disparaître, le malade peut se soulever et se maintenir sur sa jambe, mais il est incapable de marcher. Il ne peut pas encore supporter une chaussure, même légère.

Le 2 janvier 1902, le gonflement et les ecchymoses tendent à disparaître. Même en s'appuyant sur sa canne, il ne peut se maintenir sur le pied malade, sans se soutenir en même temps sur le pied sain. Il peut cependant faire quelques pas ; mais durant la marche, la flexion du pied s'effectue difficilement, et ce dernier restant légèrement en varus, la malléole externe semble abaissée vers le sol. Les mouvements d'extension, de flexion peuvent se faire, mais ils sont toujours limités par rapport au pied opposé ; les mouvements de latéralité ont un peu plus d'amplitude. On continue le massage et on conseille au malade quelques frictions alcooliques.

Le 18 janvier, le malade peut porter une chaussure ; il

essaie de reprendre son service. Il peut se tenir debout durant une heure à une heure et demie, mais au bout de ce temps, le repos devient obligatoire. Les mouvements sont encore limités, mais ils deviennent plus amples. L'œdème et les ecchymoses ont en partie disparu.

Le 17 mars, le malade fait avec son pied tous les mouvements ; extension, flexion, rotation en dedans et en dehors, mais ceux-ci sont encore limités. Il peut marcher assez vite ; toutefois, quand il veut descendre un escalier et qu'il est obligé de faire porter tout le poids du corps sur la partie malade, il n'est pas solide, et, la flexion du pied se faisant d'une façon incomplète, il descend latéralement. On lui conseille un bain d'eau salée aussi chaude que possible et d'exercer encore un peu de compression sur la région.

Le 19 décembre 1902, il y a actuellement un an environ que le malade a été victime de son accident ; le pied droit est un peu plus gros et un peu plus aplati que le pied gauche ; les mouvements de flexion d'extension de latéralité sont un peu gênés, mais le malade remplit sans fatigue ses occupations.

L'examen radiographique, fait vers le 31 décembre 1901, avait montré que l'astragale était fracturé.

La ligne de fracture passait au niveau des deux tiers externes de la poulie de l'astragale, se dirigeant d'arrière en avant, et de dedans en dehors, en aboutissant à la partie externe du col de ce même os.

III. — *Fracture des tubercules postérieurs.*

On a pu reproduire ces fractures expérimentalement. M. Ombrédanne les a trouvé 16 fois dans ses expériences, M. Bostian 2 fois et M. Ballengtien 5 fois. Ces auteurs ont observé, soit l'arrachement du tubercule postéro-externe seul, soit l'arrachement du tubercule interne, soit des deux emsemble.

Les fractures des tubercules postérieurs se produisent dans les mouvements forcés de flexion du pied sur la jambe. En effet, cette flexion tend à produire le diastasis astragalo-calcanéen postérieur, mais nous avons. s'opposant à ce mouvement de soulèvement de la partie postérieure de l'astragale, le ligament astragalo-calcanéen postérieur (d'Ombrédanne voir *Cons. anat.*) qui s'insère par ses deux lames sur chacun des tubercules postérieurs respectivement. Que se passerait-il dans la flexion forcée du pied sur la jambe ? De deux choses l'une, ou les lames de ce ligament se briseraient, ce qui n'arrive pas à cause de leur solidité, ou l'arrachement d'un ou des 2 tubercules postérieurs devrait se produire, ce qui arrive en effet.

M. Ombrédanne a pu en réunir 20 observations. Nous donnerons le texte seulement d'une de ces observations ; pour les autres nous nous contenterons de mettre seulement les noms de leurs auteurs.

Observation III

Due à M. Chaput. Rapportée dans le travail de M. Ombrédanne

(*Revue de chirurgie*, août et septembre 1902)

La femme L..., en sautant de son lit pendant une attaque de délirium tremens, se fracture le calcanéum à 65 mm. au-dessus du niveau de la plante du pied, derrière le tendon d'Achille ; un fragment osseux semblant mesurer 20 mm. de large sur 10 de haut peut être saisi entre les deux doigts et déplacé, en donnant la sensation très nette de crépitation osseuse. La malade, alcoolique, ne souffre pas. La radiographie de M. Contremoulins nous montre une fracture du bord postérieur de l'astragale.

Voici la liste : (Schepher, Nélaton 2, Legueu, Broca, Bérard, Malgaigne, Bauchet, Ceppi, Anger, Guérin, Reynier, O'Neill, Destot, Gangolphe, Blum 2, Legueu, Leray).

Quant aux fractures dites de Shepherd, qui ne sont que des éclatements du tubercule postéro-externe de l'astragale, nous laisserons la parole à M. Ombrédanne :
« C'est un os spécial (le tubercule postéro-externe) ; quelquefois, il n'est réuni à l'astragale que par du tissu fibreux ; les lésions de cet os ne sont pas des fractures, ce sont des décollements épiphysaires, disent Jaboulay, Bardeleben, Shepherd.

» Que cette saillie provienne de l'évolution d'un point d'ossification spécial, nous n'en disconvenons pas ; mais d'abord, cette épiphise est, en règle générale, soudée à la diaphyse avant la naissance. En second lieu, toutes les observations de fractures de l'astragale prises sur le vivant, ayant trait à des adultes et non à des enfants, ce n'est pas un retard, mais une absence de fusion qu'il faudrait incriminer ; or, nous avons examiné 83 astragales frais d'adultes sans jamais trouver cette lésion.

» La seule observation de Broca pourrait faire admettre une rupture de cette attache fibreuse supposée ; mais la règle n'est-elle pas que les décollements épiphysaires ne soient que des fractures juxta-épiphysaires ? Dès lors, quel intérêt présente pour nous la question de savoir si le tubercule postéro-externe de l'astragale est une épiphyse ou une apophyse ? — Aucun ; ce tubercule est souvent fracturé, voilà ce qui nous intéresse ; bien plus, il ne l'est probablement jamais seul, et il est vraisemblable que le tubercule interne est toujours plus ou moins intéressé ; pourtant, lui n'est pas une épiphyse à point d'ossification spécial. Nous n'insisterons pas davantage sur cette question de l'os trigone du tarse, dont l'intérêt chirurgical est nul. »

IV. — *Fractures par écrasement*

Ces fractures peuvent être produites ou par cause directe (projectile de guerre, roue de voiture passant sur le dos du pied), ou par l'écrasement indirect de l'astragale, cet os se trouvant forcé entre la mortaise et le calcanéum. Les premières sont excessivement rares. M. Ombrédanne a trouvé seulement deux cas (Poinsot, Chaput); les secondes sont plus fréquentes, le même auteur nous donne 6 cas indiscutables (Bergeret, IV-V ; Empis, Russel, Redon, Finotti).

Enfin, les fractures comminutives de l'astragale n'ont jamais pu être reproduites expérimentalement.

SYMPTOMATOLOGIE

Parmi les signes des fractures de l'astragale, il faut citer en première ligne la *douleur*, que le blessé localise dans le cou-de-pied, d'une vive intensité dans les mouvements et réveillée par la pression tout autour de l'articulation tibio-tarsienne. L'acuité diminue au bout de quelques jours, et d'aiguë la douleur devient gravative si l'immobilisation a été faite dans de bonnes conditions.

Le *pied*, comme le constate Ombrédanne, est porté en dedans, avec ou sans renversement du pied, faisant regarder en dedans sa face plantaire. Dans ce cas, si l'on soutient le malade par les épaules, il appuie sur le sol le bord externe de son pied, comme l'a signalé Mollière.

La *marche* est impossible, de même que la *station debout*. Les mouvements spontanés peuvent encore s'exécuter dès le début dans de certaines limites.

La *tuméfaction* fait ici rapidement son apparition. Le gonflement du cou-de-pied envahit presque aussitôt le tiers inférieur de la jambe ; il moule et arrondit ainsi les sillons latéraux au tendon d'Achille, les comble et les fait disparaître.

L'empâtement qui en résulte gêne l'exploration de l'articulation, et ne disparaît qu'avec la plus extrême lenteur.

L'ecchymose est de règle, elle ne fait jamais défaut.

Elle apparaît le second ou le troisième jour, au niveau des malléoles, le plus souvent, d'après M. Ricard, sous la malléole interne ; elle s'étend parfois, comme le gonflement, sur tout le tiers inférieur de la jambe et passe même sur la face dorsale du pied.

La *déformation* est parfois grande ; elle est nulle dans les fractures du col sans déplacement. Quelquefois on observe l'élargissement du cou-de-pied.

« Dans les fractures consécutives aux chutes de lieux élevés, on a vu l'os littéralement broyé et pour ainsi dire tassé sur lui-même ; la jambe est alors enfoncée dans le tarse et les malléoles se rapprochent du sol. » (Ballenghien)

On pourrait encore rechercher s'il n'existe pas de saillie osseuse irrégulière pour porter son diagnostic.

La crépitation peut exister ici, comme dans la plupart des fractures ; pour l'obtenir, on prend la jambe d'une main, et de l'autre, on imprime au pied des mouvements de flexion, d'extension et de rotation autour de son axe.

Rognetta prétend n'avoir pu découvrir une fracture de l'astragale sans déplacement ni plaie pénétrante tégumentaire que par une sensation particulière qu'il percevait au siège même de la fracture, sensation semblable à celle qu'on éprouve « lorsqu'on palpe un sac de noix ».

Parfois le palper attentif permet de découvrir le trait de fracture. Erichsen l'a nettement senti dans un cas où la solution de continuité portait exclusivement sur le col de l'astragale ; la crépitation qu'il percevait en imprimant au pied certains mouvements, lui enleva les derniers doutes.

On rencontre souvent dans les fractures de Shepherd, c'est-à-dire dans les fractures de l'apophyse postéro-externe de l'astragale, une sensation de légère crépitation lorsqu'on arrive à saisir entre le pouce et l'index le fragment osseux et qu'on lui imprime des mouvements de latéralité.

Mais la réunion de tous ces symptômes ne permettrait que difficilement de porter un diagnostic certain des fractures de l'astragale, si l'on n'avait recours à la radiographie.

DIAGNOSTIC ET PRONOSTIC

Nous l'avons déjà dit au chapitre de la symptomatologie, le diagnostic des fractures de l'astragale est très difficile. Le premier os du tarse, en effet, est enclavé au milieu des os du pied, en rapport avec le tibia et le péroné, le calcanéum et les os du métatarse ; ses fragments qu'ils aient subi un déplacement grand ou même léger, peuvent ainsi prendre facilement des rapports nouveaux difficiles à percevoir. Le gonflement, la douleur vive viennent encore gêner l'exploration de l'articulation ; l'os, au milieu de l'empâtement du cou-de-pied et caché dans le tarse n'est que difficilement accessible au palper. Aussi doit-on considérer la sensation de sac de noix signalée par Rognetta comme un phénomène rare et tout à fait exceptionnel.

Daniel Mollière a signalé encore le raccourcissement du bord interne du pied et l'apparition tardive d'un pied-bot varus équin. Les fractures qui portent entre le col et le corps sont d'un diagnostic assez facile lorsqu'elles ne s'accompagnent pas de fractures malléolaires ; si, en effet, l'intégrité des malléoles existe, l'astragale seul est en cause.

Les fractures de l'astragale se distinguent de l'entorse vulgaire du cou-de-pied par l'absence de douleurs au niveau des ligaments latéraux, la crépitation et les autres signes de l'écrasement.

Dans la luxation médio-tarsienne l'articulation est disloquée, et toute sa partie antérieure fait saillie sur le dos du pied, alors que la partie postérieure s'est effondrée.

Dans la luxation sous-astragalienne, l'immobilité de la tête de l'astragale, que la main perçoit sur le dos du pied, le peu de douleur et de réaction, l'augmentation considérable de la cambrure, alors que la voûte est intacte, permettent de faire le diagnostic.

Le diagnostic avec l'écrasement du calcanéum est bien plus délicat. Dans ce cas les malléoles sont toujours rapprochées du sol ; les déformations du pied, l'élargissement de la pointe du talon qui s'étale et remonte, effaçant les gouttières rétro-malléolaires, peuvent encore nous éclairer.

D'ailleurs les fractures du calcanéum et de l'astragale qui coexistent, ont trop de signes communs pour qu'il soit nécessaire de les indiquer tous.

Il faut aussi rechercher l'intégrité ou la lésion du médio-tarse et de l'astragale ; on doit pour cela explorer l'interligne de Chopart avec le plus grand soin, et reconnaître si l'articulation scaphoïdo astragalienne bâille, si la tête de l'astragale fait une saillie anormale, ou si le cuboïde est écrasé ou déplacé.

Nous ne croyons pas devoir insister sur le pronostic des fractures de l'astragale. Comme dans toutes les fractures, il faut craindre ici qu'une excoriation tégumentaire n'ouvre la porte à l'infection de l'articulation, comme A. Delarue en mentionne un cas dans sa thèse.

Dans les fractures fermées, on peut observer la suppuration consécutive à un séquestre enclavé dans l'articulation.

L'arthrite, inévitable dans toute fracture articulaire, conduit ici presque fatalement à l'ankylose ; il peut même en résulter une déviation définitive de l'axe du pied, qui se place au pied-bot varus équin.

Mollière a observé deux fois cette complication qu'il réussit à combatre par un traitement orthopédique (ténotomie du tendon d'Achille, massage et appareils).

Enfin Ombrédanne attribue une grande partie des talalgies aux fractures non consolidées des tubercules postérieurs de l'astragale.

TRAITEMENT

Dans les fractures non ouvertes, l'on se contente géné
ralement d'immobiliser d'abord le membre dans une
gouttière et, durant quelques jours, de faire des applications
résolutives d'eau blanche et d'alcool camphré, et pour éviter l'infection, l'on peut, quand les téguments ont été trop
vivement contusionnés, les remplacer par des compresses
de liqueur de Van Swielen.

Quand la douleur avait diminué d'intensité, le professeur
A. Richet immobilisait, dans un appareil plâtré, le pied
fixé à angle droit sur la jambe, pour que dans le cas
où l'ankylose tibio-tarsienne viendrait à se produire, la
marche fût encore possible ou du moins possible sans être
trop incommode.

Il plaçait, en outre, pour éviter l'élargissement transversal du tarse, au-dessous de chacune des malléoles,
un coussinet destiné à rapprocher les fragments. Au bout
de soixante jours environ, si l'on juge la consolidation
effectuée, on pourrait provoquer quelques mouvements
de flexion et d'extension, afin d'éviter l'ankylose.

Dans les fractures ouvertes, compliquées de luxation
fragmentaire, il faut enlever sans hésitation tout fragment
déplacé. Même avec les téguments intacts, si peu qu'un
débris osseux en situation anormale serait irréductible et

compromettrait la vitalité de la peau ou le fonctionnement ultérieur de la peau, on ne devrait pas hésiter à en pratiquer l'extirpation.

Dans les fractures du col et du corps, et ceci dans tous les cas, dit Ombrédanne, on doit avoir recours à l'astragalectomie. Si les fractures sont traitées par expectation, elles aboutissent sinon à l'ankylose, du moins à l'impossibilité absolue de la marche, comme Mollière, Monod en rapportent des cas. Au contraire, les résultats fournis par l'astragalectomie sont absolument parfaits (Russel, Desfosses, Legueu).

Par la douleur vive et rebelle qu'elles procurent, les fractures des tubercules postérieurs rendent la marche parfois impossible. Aussi Ombrédanne conseille-t-il le massage et même l'extirpation des fragments osseux, cause des accidents, au moyen d'une incision faite au niveau du bord externe du tendon d'Achille.

CONCLUSIONS

1° Les fractures de l'astragale ne sont pas si rares qu'on le pensait avant la découverte de Rœntgen.

2° Ces fractures se produisent par trois mécanismes : a) l'arrachement, le pied étant en flexion sur la jambe ou en flexion associée à la torsion ou rotation en dedans ou en dehors ; b) l'écrasement, et c) par cause directe.

3° On doit soumettre à l'examen radiographique toute entorse grave du cou-de-pied, afin de pouvoir poser un diagnostic ferme.

4° Dans les fractures non ouvertes, on se contentera de faire des applications de compresses imbibées d'eau blanche ou de sublimé, et d'immobiliser dans une bonne position ; au contraire, dans les fractures ouvertes ou compliquées de luxations fragmentaires, l'intervention sanglante doit être de règle. L'astragalectomie doit être appliquée aux cas graves de fractures, et surtout aux fractures du col et du corps.

BIBLIOGRAPHIE

ABRECHT (de Bruxelles). — Congrès de Chirurgiens Allemands; 1885. *Sem. Méd.*, p. 182.

BALLENGHIEN. — Thèse de Paris, 1890.

BARRAL. — Thèse de Montpellier, 1868.

BERGER. — *Rev. des Sc. Méd. de Hayem*, t. XII, p. 263, 1878.

BERGERET. — Th. de Lyon, 1897-1898.

BROCA. — *Bulletin de la Société d'Anat.*, 1888, p. 1.035.

DELARUE. — Th. de Paris, 1898.

DELORME. — *Dict. de Jacoud*. Art. Pied, t. XXVII, p. 617 et 888.

DESTOT. — *Echo Médical de Lyon*, p. 124, 1897.

— *Bul. Méd.*, p. 501.

— *Rev. de Chir.*, août 1902.

DUBREUIL. — Th. de Paris, 1864.

DUPEYRON. — Th. de Paris, 1880.

JABOULAY. — *Lyon Méd.*, 1889, p. 482.

JAMIN. — *Manuel de Path. et de Clin. Chir.*, p. 253.

KUMMER. — *Rev. Méd. de la Suisse Rom.*, 1898, p. 365.

LABBÉ. — *Dict. Dechambre*, t. VII.

MALGAIGNE. — Traité de Fract. et des Lux., 1847, p. 326.

MENISSEZ. — Th. de Paris, 1898.

MOLLIÈRE DANIEL. — *Lyon Méd.*, octobre 1880.

OMBREDANNE. — *Rev. de Chir.*, août et sept., 1902.

PETIT. — Th. de Lyon, 1899-1900.

RICARD. — Tr. de Chir. de Duplay et Reclus.

RIFFEL. — Tr. de Chir. de Le Dentu et Delbet.

ROCHET. — *Revue d'Orthopédie*, 1890.

Rognetta. — *Arch. gén. dé Méd.*, série II, t. III, 1833, p 498.

— — — — t. IV, 1843, p. 113.

— *Gazette Méd. de Paris*, 1843, p. 113.

Testut. — Traité d'Anatomie.

Tavignat. — *Bul. de Soc. d'Anat.*, 1843, p. 170.